ÉTUDES

SUR

LE CHOLÉRA INDIEN

PAR

Victor **AUDHOUI**

MÉDECIN DES HOPITAUX

Rédacteur en chef de la *Thérapeutique contemporaine*

PARIS

ADRIEN DELAHAYE ET E. LECROSNIER, ÉDITEURS

Place de l'École-de-Médecine

1881

ÉTUDES

SUR

LE CHOLÉRA INDIEN

PREMIÈRE ÉTUDE

Les Causes occasionnelles du Choléra Indien.

Paris, octobre 1873.

Les médecins se sont fait des opinions bien diverses sur la nature de la cause occasionnelle du choléra indien, et le mal n'eût pas été grand si les indécis, les indifférents, les systématiques, les éclectiques et tant d'autres qui forment, je crois, l'immense majorité du corps médical, n'avaient adopté, pour cette maladie, une langue si incorrecte qu'il n'est plus possible de s'entendre.

M. Griesinger, dont le livre, paraît-il, fait autorité en Allemagne, s'exprime ainsi :

« ...Sa cause (la cause du choléra indien) est *spécifique*, et la maladie peut se propager d'un lieu à un autre ; elle fait naître l'idée d'une *intoxication ;* aussi peut-on désigner son élément actif sous le nom de *poison cholérique*. Ce *miasme*, inconnu dans sa nature, ne se révélant que par des effets évidents, est un *poison essentiellement voyageur*, etc. » (Traduction Lemattre.)

Je laisse de côté le poison voyageur. Un poison voyageur!... Mais que dire de ce miasme qui est un poison; de cette maladie spécifique qui fait naître l'idée d'un empoisonnement; de ce miasme inconnu dans sa nature et dont la nature ou l'essence est de voyager? Et les imitateurs de ce langage ne manquent pas! Rétablissons donc le vrai sens des mots, si étrangement accouplés par le célèbre professeur de Berlin.

Les agents spécifiques produits par les maladies spécifiques, et dont la création et l'émission constituent la crise particulière de ces maladies, portent en étiologie les noms de *virus* et de *miasmes :* virus, s'ils se présentent sous l'aspect liquide ou solide; miasmes, s'ils sont volatils.

Les maladies qui donnent naissance aux miasmes sont de même ordre que celles qui engendrent les virus. Du reste, la même maladie spécifique peut émettre simultanément les deux variétés de produits. La syphilis contemporaine est toujours virulente. La variole est virulente et miasmatique. La scarlatine, la rougeole sont surtout miasmatiques. En effet, dans ces deux dernières maladies, qui sont si éminemment contagieuses, on n'a pu saisir jusqu'ici un produit spécifique évident, liquide ou solide, qui représentât le virus.

Les agents spécifiques ne naissent pas spontanément :

ils sont toujours et partout les produits de la maladie spécifique. Ils représentent la maladie spécifique alors qu'elle a disparu; ils la perpétuent, et c'est par leur intermédiaire que la maladie qui les engendre fait espèce. L'hypothèse de la génération spontanée des virus et des miasmes, un moment mise en honneur, ne compte plus, que je sache, un seul partisan.

Certains auteurs ont imposé le nom de *poisons morbides* aux miasmes et aux virus. D'abord, l'idée de poison emportant toujours avec soi l'idée de cause morbide, il était au moins inutile d'exprimer cette dernière idée. Mais on me dira peut-être que poison morbide signifie *poison issu d'un état morbide* : ainsi le virus variolique, le virus syphilitique seraient des poisons morbides. Soit! mais, dites-moi, quelle utilité d'appeler poisons morbides ce que, de tout temps, les médecins non systématiques, et même les systématiques, ont appelé virus et miasmes? Il existe bien réellement des poisons issus de l'homme sain et malade ; ce ne sont ni des virus ni des miasmes : ce sont ces poisons que nous qualifions du nom de *septiques*. Ce sont les substances putrides, agents toxiques si redoutables qui proviennent des matériaux de décomposition organique, des émanations corporelles que rejette sans cesse l'être vivant, malade ou sain. Ces poisons ont leur origine dans la putréfaction, la fermentation, la transformation catalytique des matières organiques mortes. Ils ne représentent jamais un produit spécifique, car ils ne sont point engendrés directement par la maladie spécifique. Leur genèse est différente. Les virus et les miasmes sont les produits directs et nécessaires d'une évolution déterminée d'actes vitaux dont ils provoquent le développement dans l'homme sain et prédisposé soumis à leur action en quelque sorte fécondante. Ils sont placés, comme la semence, entre deux évolutions de même ordre, de même nature, celle d'où ils émanent, celle qu'ils provoquent. Les poisons septiques, les poisons végétaux, les poisons animaux, que nous appelons *venins*, et, à plus forte raison, les poisons minéraux, ne nous offrent rien de comparable. Les venins, par exemple, ne reproduisent pas dans l'organisme qu'ils affectent la série d'actes, normaux d'ailleurs, qui les a produits dans les animaux venimeux. L'animal empoisonné par un venin tombe malade, meurt ou revient à l'état sain par une série d'actes appropriés et spéciaux qui décèlent la nature de l'agent toxique; mais il ne se transforme pas en animal venimeux et ne se met pas à sécréter du venin. Est-il convenable vraiment d'appeler d'un même nom des choses si dissemblables?

Une maladie spécifique est une maladie qui fait *espèce* : c'est là son caractère fondamental, essentiel; c'est là sa nature. Une maladie qui ne fait pas espèce ne peut pas être qualifiée spécifique. Je n'ai sans doute pas besoin de faire remarquer que spécifique ne veut pas dire spécial. Les intoxications ne font pas espèce. Un buveur, par exemple, ne transmet pas l'alcoolisme à ses voisins; un fébricitant ne propage point la *mal'aria*. Les intoxications ne sont donc pas des maladies spécifiques. S'il est une distinction radicale en nosologie, c'est bien celle que fournit l'idée de spécificité ; aussi ne puis-je concevoir comment une maladie spécifique, jugée spécifique, et qui l'est réellement, peut faire naître dans l'esprit d'un médecin, raisonnable d'ailleurs, l'idée d'une intoxication, c'est-à-dire d'une maladie qui n'est pas spécifique. Donc, le choléra indien ne peut pas être à la fois spécifique et toxique : il est l'un ou l'autre. Empoisonnement ? plus de spécificité, plus de miasmes, un poison. Maladie spécifique, au contraire ? plus de poison, mais des miasmes, un virus, des produits spécifiques. Et alors les causes occasionnelles asiatiques, quelles qu'elles soient, qui favorisent le développement du choléra indien, maladie spontanée, maladie spécifique et non toxique, ne peuvent pas être considérées comme des poisons. Appelons-nous poisons, en effet, les causes occasionnelles communes sous l'action desquelles se développent dans l'ordre des maladies chroniques, par exemple, la scrofule, la tuberculose, etc.; dans l'ordre des aiguës, les affections catarrhales saisonnières et le rhumatisme : maladies spontanées qu'aucun systématique d'ailleurs, — au moins jusqu'ici, car je ne réponds point de l'avenir, — ne s'est permis de classer dans l'ordre des empoisonnements?

Cependant, l'idée d'intoxication et de poison cholériques alliée, au mépris de la logique médicinale la plus vulgaire, à l'idée de spécificité et de contagion, domine aujourd'hui l'étiologie du choléra indien. A côté de cette conception, je le sais, il en est d'autres, mais moins répandues et peu dignes de nous occuper. Laissons les théologiens vieillots et jaseurs soutenir que la colère céleste est la vraie cause occasionnelle du choléra indien; laissons les chimiâtres s'embourber dans leurs catalyses et s'imaginer bravement qu'ils ont dit quelque chose de très sérieux quand ils ont lâché les mots *maladie zymotique* : ce sont de grandes personnes qui bégaient des enfantillages! On a fait aussi du choléra asiatique une maladie parasitaire. En 1865, j'ai entendu soutenir par un naturaliste, digne et savant homme, la réalité du parasite indien. Il y croyait fermement, et quand il en parlait, son langage, habituellement froid et réservé, — il est du Nord, — prenait tout à coup les allures méridionales. Mon naturaliste s'était figuré que tous les phénomènes du choléra sont la conséquence de l'*asphyxie*. Cette base posée, l'existence du parasite devenait possible. Voici comment il raisonnait : les parasites indiens s'insinuent en nombre immense dans les voies respiratoires; ils se nichent dans les alvéoles pulmonaires, et là se mettent à procréer. Pour exécuter facilement et largement cet acte, il leur faut de l'oxygène, et ils prennent pour eux seuls tout l'oxygène de l'air que le malheureux patient appelle avec angoisse dans ses poumons. Le reste se devine.

Mais l'idée dominante actuelle est bien celle-ci : le choléra indien est spécifique et contagieux; la contagion se fait par l'intermédiaire du poison cholérique; ce poison ne se développe pas spontanément dans nos pays ; toujours importé, il nous vient des rives du Gange et du Bramahpoutra. Soit ! J'accepte le poison cholérique, mais je l'accepte avec toutes les conséquences qu'entraîne pour lui sa qualité de poison. Je lui attribue tous les caractères généraux et essentiels des agents toxiques, car je n'imagine point ce que pourrait être un poison qui ne posséderait aucun de ces caractères, ou qui même en posséderait d'absolument opposés. Je raisonne donc sur le poison cholérique tout de même que je raisonnerais sur un agent toxique quelconque. Eh bien ! le poison cholérique s'est développé dans l'Inde : comment s'effectue son transport? comment se forment chez nous les foyers toxiques?

Et, premièrement, pour que le poison indien soit transporté par l'homme à travers les distances, il ne faut pas qu'il soit modifié par l'organisme dans lequel il a pénétré ; il doit être fixe, inaltérable. Ainsi, le poison est absorbé sur les bords du Gange, à Chittagond, à Patna, à Jessore. Bientôt il est éliminé. Mais, absorbé de nouveau, rejeté et repris sans cesse par de nouveaux individus, il passe, pour ainsi dire, de main en main, toujours identique, et parcourt le monde, arrivant jusqu'à nous dans toute son intégrité. Voilà comment se trouve rigoureusement expliquée la genèse et la transmission du choléra indien, maladie toxique, par le passage successif du poison à travers une chaîne non interrompue d'organismes qui le reçoivent et le transmettent tour à tour.

A la rigueur, cette idée peut théoriquement se soutenir, mais, dans la réalité, elle n'est même pas discutable. La dose est tout pour les poisons ; à l'inverse des produits spécifiques, ils n'agissent que proportionnellement à leur masse. Or, qui osera soutenir qu'à travers cette pérégrination du poison cholérique, la dose puisée dans l'Inde se conservera toujours la même, qu'il ne s'en perdra pas un atôme en route? Et s'il s'en perd, si la masse diminue successivement à mesure que le poison traverse de nouveaux organismes, fatalement n'arrivera-t-il pas une heure où la quantité existante ne suffira plus pour empoisonner? Le choléra asiatique ainsi propagé devrait se présenter à nous sous une forme d'autant plus bénigne qu'il frappe des populations situées à une plus grande distance de son lieu d'origine. Les formes malignes, les formes communes graves même, ne devraient s'observer que dans le Bengale, et tout au plus dans les provinces limitrophes. Cependant, l'expérience a prouvé et nous prouve encore que le choléra asiatique ne se conduit point ainsi : il s'est montré chez nous et grave et pestilentiel. Ce fait seul nous permet d'affirmer que ce n'est pas le poison venu du Bengale qui nous donne le choléra.

Maintenant essayons de constituer, loin de l'Inde, un foyer toxique avec ce poison transporté. Pour agir vivement, pour frapper à la fois, dans la même contrée, un grand nombre de personnes, pour entretenir une épidémie grave durant de longs mois, ce foyer, sans doute, ne devra pas être médiocrement pourvu de poison! Ceux qui soutiennent franchement la réalité du poison cholérique ne me contrediront pas. J'entendais, ces jours derniers justement, un médecin de grande science déclarer que si le choléra indien qui règne actuellement à Paris ne faisait pas plus de ravages, s'il ne pénétrait pas plus vite au sein de la population, c'est que, cette année, la quantité du toxique apporté dans notre ville n'avait pas été forte. Ce médecin range sans hésiter le choléra asiatique dans l'ordre des empoisonnements; et, rigoureux logicien, il demande une dose forte de poison pour qu'il se produise de puissants effets toxiques. Explique qui voudra la formation de tels foyers; pour moi, j'y renonce, et d'autant plus volontiers qu'il n'est pas nécessaire, nous le savons, que l'agent producteur du choléra indien soit importé en quantité notable dans un pays pour que la maladie s'y étende rapidement et produise de grands désastres. Un seul individu peut transmettre le choléra épidémique à toute une population. Or, dites-moi quelle dose si forte de poison asiatique a bien pu porter avec soi cet individu, qui quelquefois même se rétablit, tandis que succombent successivement tous ceux qui d'abord l'ont approché ?

Non, l'idée de ce poison cholérique né dans l'Inde et transporté au loin n'est pas soutenable. Dès lors, je me trouve en présence de la seule spécificité. Le choléra indien est spécifique, il émet des produits spécifiques; et je comprends facilement avec les miasmes ce qu'il ne m'est pas possible de comprendre avec le poison. La maladie spécifique engendre des miasmes et du virus. Cette génération sans cesse renouvelée à chaque individu affecté par le produit spécifique est la seule cause de la transmission de la maladie et de sa diffusion dans le peuple entier.

La manière dont se propage le choléra asiatique et l'impossibilité de faire venir de l'Inde seule la quantité de l'agent toxique nécessaire pour empoisonner le monde entier devaient conduire à l'idée pure de spécificité. Elles y ont conduit en effet; mais, par une inconcevable fatalité, ceux mêmes qui ont adopté fermement cette idée n'ont pas su la dégager de l'hypothèse toxique. Le poison cholérique, disent-ils dans leur langage, possède la faculté de se multiplier en traversant l'organisme. J'ignore absolument, je l'avoue, ce que peut être un agent toxique qui se multiplie. Un poison peut se détruire en traversant l'organisme, se détruire en totalité, en partie ; il peut le traverser sans perdre un atôme de son poids; mais qu'un poison puisse sortir de l'organisme plus volumineux et plus pesant qu'à l'entrée : est-ce soutenable? Si j'absorbe dix centigrammes de mercure, en rendrai-je vingt-cinq? La multiplication ainsi comprise est un fait de génération ; elle n'appartient pas dès lors au monde inorganique, elle n'appartient qu'au monde vivant. Je ne comprendrais la multiplication des poisons que s'ils étaient des ferments animés.

Il ne restait plus qu'à faire reproduire le toxique indien par le malade lui-même. Cette dernière hypothèse a été soutenue, en France, par l'auteur d'un traité de

Pathologie interne devenu très rapidement populaire. Je la trouve ainsi formulée :

« ....Le poison de la mal'aria épuise ses effets sur l'individu qui l'a absorbé; il n'est pas régénéré par lui, et partant il n'est pas transmissible. Les autres poisons (poisons de la variole, du choléra indien, du typhus, de la scarlatine, etc.) sont reproduits par le malade et, par suite, ils peuvent être transmis du malade à l'homme sain; d'où l'on peut dire que tout poison reproductible est transmissible. »

Qu'il me soit permis de le dire avec toute la déférence que je dois à l'auteur, mon bienveillant maître, qu'il me soit permis de le dire : une pareille reproduction de poison n'existe pas et ne saurait exister. Les seuls agents morbigènes diffusibles que le malade puisse reproduire, ce sont les miasmes et les virus. Et c'est justement cette genèse qui séparera toujours les poisons des produits spécifiques.

Respectons notre langue médicale! Ne craignons pas d'appeler les choses par leur véritable nom. Le choléra indien fait espèce : de l'aveu de tous, c'est une maladie spécifique; cessons de l'appeler un empoisonnement. Le choléra indien émet des produits qui le rendent contagieux : appelons ces produits virus et miasmes, ne parlons plus de poison. Et surtout, si nous voulons conserver intacte notre vieille réputation d'esprit français, c'est-à-dire d'esprits lucides et logiques, n'imitons plus le pathos barbare de M. Griesinger.

L'idée de spécificité, appliquée dans toute sa rigueur

à la détermination des causes occasionnelles du choléra indien, nous livre immédiatement les conditions extérieures générales du développement de cette maladie dans le Bengale et parmi nous.

Le choléra indien est spontané ou provoqué.

Jusqu'ici, il ne paraît s'être développé spontanément que sur les bords du Gange.

On a accusé tour à tour comme étant les causes occasionnelles du choléra asiatique dans l'Inde : les effluves telluriques, les émanations septiques, la mauvaise qualité des eaux et des aliments, l'encombrement, la misère, les vicissitudes atmosphériques; mais nous ne savons rien encore de bien positif sur l'action toute spéciale de ces causes occasionnelles. Nous ne savons rien non plus de la prédisposition créée par la race et du rôle que joue le climat dans la formation de l'état prédisposant.

Dans nos pays, le choléra indien ne se développe pas spontanément; il est toujours importé, et sa cause occasionnelle unique, favorisée d'ailleurs ou contrariée dans ses effets par les circonstances extérieures et la prédisposition variable des individus et des populations, est le produit spécifique plus spécialement miasmatique qu'engendre la maladie.

SECONDE ÉTUDE

Diagnostic du Choléra Indien.

Paris, septembre 1875.

I

C'est au milieu des affections catarrhales gastro-intestinales que se développe le choléra nostras. Il apparaît chaque année à l'époque des chaleurs. Je viens d'en observer deux cas ; et je ne doute point que, pendant ces dernières semaines, il ne s'en soit présenté un certain nombre à l'observation des médecins.

PREMIER MALADE

« Un limeur, âgé de trente-neuf ans, ayant eu en Afrique la dysenterie et la fièvre palustre, est affecté depuis cette époque d'une dyspepsie habituelle et d'une diarrhée cessant et reparaissant tour à tour. Tous les ans, au printemps, il ressent les attaques d'une fièvre qui cède au sulfate de quinine.

« Dans le courant du mois dernier, cet homme éprouve une recrudescence de son affection gastro-intestinale. Il perd l'appétit, il a des nausées, la bouche amère, de la céphalalgie et une fièvre rémittente. En même temps, la diarrhée devient plus abondante.

« Le 19 août, il est mouillé par la pluie et continue néanmoins son travail. Dans la journée, il va plus de vingt fois à la selle et vomit deux fois. Le soir, il rentre chez lui à grand'peine. Les évacuations continuent pendant la nuit ; elles sont bilieuses. Le malade éprouve alors des crampes aux mollets et aux cuisses.

« Le lendemain, même état; et quand je le reçois à l'hôpital Beaujon, dans mon service, il présente tous les symptômes du choléra confirmé. La face est amaigrie, les traits tirés, les yeux profondément enfoncés dans les orbites, la peau froide et visqueuse, la voix éteinte, le pouls très petit, les urines supprimées. Les crampes persistent toujours.

« On le réchauffe, on lui donne du laudanum de Sydenham et de l'eau-de-vie.

« Les vomissements cessent, les évacuations par le bas se modèrent, les forces se rétablissent.

« Le troisième jour, l'aspect cholérique a presque complètement disparu.

« Les jours suivants, retour à l'état habituel.»

Voilà, certes, un cas de choléra bien caractérisé, choléra nostras s'il en fut : troubles habituels des voies digestives, état gastrique intercurrent, aggravation de la diarrhée existante, et tout à coup, sous l'action d'une cause occasionnelle évidente, agissant sur un organisme prédisposé, préparé, déperditions gastro-intestinales excessives et tous les symptômes du choléra confirmé; enfin, absence actuelle du choléra asiatique à Paris. Il n'y a pas de doute, c'est bien un cas de choléra nostras et non de choléra indien.

II

Ceux qui considèrent le choléra nostras et le choléra indien comme deux variétés d'une même espèce morbide, soutiendront certainement que cette distinction est subtile et tout au plus digne de l'École. Ils diront que l'absence d'épidémie n'est pas une preuve fort convaincante, le choléra asiatique pouvant fort bien exister à l'état sporadique ; qu'il n'est pas possible de rencontrer d'ailleurs deux maladies offrant dans leurs symptômes principaux et caractéristiques une ressemblance plus grande et une plus complète analogie ; ils ajouteront enfin qu'au seul vu de la perte humorale et de l'état cholérique, il est bien difficile, sinon impossible, de dire : ceci est asiatique et ceci est européen.

Le choléra asiatique est tout nouveau venu dans notre constitution médicale. Y a-t-il pris droit de domicile, comme le fit la variole autrefois ? Pour le moment, nous ne l'admettons pas ; nous le rangeons toujours, à côté de la peste et de la fièvre jaune, dans l'ordre des maladies accidentellement intercurrentes. Avons-nous raison ? Avons-nous tort ? Je ne sais.

Cependant, j'observe que le choléra indien a imprégné la terre entière de ses produits spécifiques, qu'il existe aujourd'hui dans bien des pays éloignés de l'Inde et que, qar conséquent, dans ces localités, il est devenu partie intégrante de la constitution médicale. Je veux donc bien admettre qu'il soit possible à la rigueur d'observer parmi nous quelques cas de choléra indien en dehors de toute importation ; mais de là s'ensuit-il que nous devions confondre absolument les deux choléras ?

J'accorde encore volontiers qu'au seul vu de la perte humorale et de l'état cholérique, il soit impossible de discerner le choléra nostras du choléra indien ; mais, en vérité, qui nous force à ne considérer qu'un symptôme isolé dans ces états morbides ? Pourquoi ne tenir aucun compte et des circonstances au milieu desquelles se développe la maladie, et des causes occasionnelles, et de l'évolution symptomatique, etc., etc. ?

III

Le choléra nostras a toujours existé en Europe, et la tradition nous le livre comme étant un cas particulier des affections catarrhales gastro-intestinales. Ainsi, vous le verrez, si vous voulez bien l'observer dans son véritable milieu, vous le verrez se reliant aux diarrhées saisonnières et se rattachant par cet intermédiaire à l'entérite catarrhale. Le choléra nostras n'est que la diarrhée catarrhale prenant tout à coup des proportions insolites ; ce n'est qu'un accident dont nous trouvons habituellemeut la cause, soit dans une affection antérieure des voies digestives, soit dans une disposition propre au sujet affecté, soit encore dans un écart de régime ou quelque brusque refroidissement.

Or, les maladies catarrhales des voies digestives sont si différentes du choléra asiatique que ces deux sortes d'affections peuvent se montrer simultanément sans se confondre. Beaucoup je le sais et je le regrette, rapportent au choléra indien toutes les affections gastro-intestinales qui naissent sous son règne. Et remarquez que ce n'est pas seulement le choléra nostras qui se perd ainsi dans l'asiatique, ce sont aussi toutes les affections abdominales avec diarrhée, c'est-à-dire les entérites, les coliques et les diarrhées catarrhales. M. Gendrin dénonce avec raison cette dernière et grave confusion dans son TRAITÉ DU CHOLÉRA MORBUS ÉPIDÉMIQUE EN 1832 :

« Il a régné ici, dit-il, simultanément avec le choléra et la diarrhée cholérique, une diarrhée dysentérique bilieuse qui a été généralement confondue, par les médecins qui n'ont pas eu l'occasion d'observer beaucoup de cholériques, avec la diarrhée qui précède l'invasion du choléra. Je n'ai vu aucune de ces diarrhées se terminer par le choléra, et je n'ai vu aucun cholérique qui en ait été atteint.

« Cette diarrhée différait de la diarrhée cholérique :

« 1° Par la nature des évacuations, qui étaient bilieuses, fétides et peu considérables et qui causaient au pourtour de l'anus un sentiment de brûlure ;

« 2° Par les symptômes de l'excrétion alvine, qui consistaient en du ténesme et des épreintes très vives, et qui étaient précédés par une vive douleur de coliques profondes à l'ombilic ;

« 3° Enfin, par la sensation de douleur et de chaleur vive dans l'abdomen, que les malades ressentaient presque toujours la nuit qui précédait cette diarrhée.

« J'ai vu chez des malades affectés de cette diarrhée de légères crampes dans les pieds et une diminution notable dans la sécrétion de l'urine, devenue rouge et brûlante. Ces symptômes et ces crampes en particulier, en marquant probablement l'empreinte de la constitution épidémique, ne donnaient pas pour cela à la maladie le caractère de la diarrhée précurseur du choléra-morbus asiatique. »

Tous les médecins, il est vrai, ne commettent pas cette confusion ; plusieurs même se sont efforcés, dans chaque épidémie, à distinguer l'un de l'autre les deux choléras. Et c'est ainsi que leur coexistence a été signalée formellement en 1832 et en 1849. Il est fort probable qu'elle l'a été encore en 1866, et je l'ai moi-même observée en 1873. Je suis de plus persuadé que le choléra asiatique, se jetant intercurremment au milieu d'une constitution où règnent les fièvres catarrhales gastriques, peut se compliquer avec elles, et j'explique de la sorte les bons effets des vomitifs dans quelques-uns de ces cas. Ils y sont alors d'autant plus utiles qu'ils simplifient la maladie en faisant disparaître l'état gastrique, et qu'ils excitent et en même temps soutiennent la réaction vasculaire.

Malgré les affirmations contraires, il est donc possible de distinguer l'entérite catarrhale du choléra indien ; et je dis qu'il est possible aussi, dans les mêmes circonstances, de distinguer le choléra nostras. Je sais bien qu'en voulant établir ce diagnostic, on peut se tromper ; et je le sais d'autant mieux que cela m'est arrivé. J'ai pris, en 1873, deux cas de choléra indien pour le choléra nostras. C'était à la Charité, dans le service de M. Bermutz, que je remplaçais alors. La constitution médicale offrait les plus grandes analogies avec la constitution actuelle. J'avais observé pendant la dernière quinzaine du mois d'août un grand nombre d'états gastriques, d'entérites, de diarrhées catarrhales, de dysenteries, quand éclatèrent dans mes salles, au commencement de septembre, deux cas de choléra. Ils se terminèrent par la mort : je les considérai comme appartenant au choléra saisonnier. Mais quand se développèrent de nouveaux cas de choléra asiatique, parfaitement caractérisés, je fus bien obligé de n'être plus aussi affirmatif et de reconnaître mon erreur ; ce qui ne m'empêcha pas, quelques jours plus tard, de diagnostiquer encore, quoiqu'en pleine épidémie, un choléra catarrhal, mais cette fois avec raison.

DEUXIÈME MALADE

« Un garçon de quinze ans, peintre en bâtiment, travaillait en plein air, exposé à la pluie depuis deux jours. Il fut mouillé plusieurs fois.

« Le 15 septembre, au matin, il est de nouveau mouillé par la pluie. Il se sent glacé, il est pris de fortes coliques, de diarrhée et de vomissements bilieux; les déjections deviennent si abondantes que le malade se refroidit, éprouve des défaillances, etc.

« On l'apporte à l'hôpital, où je le trouve avec tous les signes extérieurs du choléra confirmé ; mais, en quelques heures, la chaleur et le laudanum de Sydenham le rétablissent.

« Le lendemain, il était fatigué, voilà tout. Son énergie et son appétit étaient revenus. »

IV

A quelles confusions n'arrive-t-on pas lorsqu'on s'en tient à un unique symptôme pour caractériser la maladie ! Aujourd'hui, nous confondons le choléra nostras et le choléra indien, parce que ces deux états morbides présentent l'un et l'autre des déjections gastro-intestinales abondantes et répétées. Autrefois, au commencement du siècle, alors que le choléra asiatique était inconnu en France, on confondait sous ce même prétexte les diarrhées toxiques et le choléra nostras. C'est ce que fait Ph. Pinel. A coup sûr, voilà une erreur étiologique bien grande et qui mènerait à de singulières conséquences. On connaît le choléra stibié : personne ne le confond plus aujourd'hui avec le choléra nostras, quoiqu'il présente, lui aussi, comme symptôme remarquable, une grande perte humorale accompagnée de toutes ses conséquences. Pendant que j'observais à l'hôpital de la Charité le choléra nostras à côté du choléra asiatique, le hasard me fit rencontrer justement un cas de choléra stibié.

TROISIÈME MALADE

« Un homme de quarante et un ans, journalier à Clichy, entre à l'hôpital, le 11 septembre, pour des coliques saturnines. Je le mets au traitement des frères de la Charité, mais en diminuant les doses.

« Le deuxième jour, après avoir pris l'eau bénite, survient une diarrhée profuse, extrême, avec des vomissements répétés. La faiblesse fut telle que le malade, refroidi, les yeux excavés, sans voix, sans urine, faillit perdre plusieurs fois connaissance en se levant.

« En quelques heures, sous l'influence du laudanum de Sydenham et de la chaleur, tout avait disparu.

« Le lendemain, le malade, quoique fatigué, avait repris son énergie ; les coliques avaient cessé. »

Je pus ainsi comparer entre eux ces trois sortes de choléra et bien constater toutes leurs différences.

V

Un fait qui frappe d'abord dans le choléra nostras, c'est la suppression presque toujours facile de l'évacuation intestinale au moyen de l'opium et le prompt rétablissement de l'énergie. Il y a là entre les deux maladies une différence capitale et qui mérite toute notre attention.

Dans le choléra nostras, que je suppose simple d'ailleurs, la faiblesse n'est pas primitive ; elle ne se rattache pas directement à la cause même de la maladie, elle n'est pas un élément essentiel constitutif, elle n'est qu'un symptôme dépendant de la déperdition humorale. Hippocrate fait remarquer justement que le facies, quoique profondément décomposé, n'indique alors rien de grave. Il savait que la faiblesse dans le choléra saisonnier dépend de la perte humorale, et que cette perte supprimée, l'énergie, un moment brisée, se reconstitue d'elle-même et très promptement. Et ce qui est bien intéressant, c'est que des évacuations analogues à celles du choléra nostras, survenant même dans le cours d'une fièvre typhoïde présentant la forme adynamique, n'accroissent pas la faiblesse si elles sont promptement réprimées. J'en ai fait la remarque sur un malade, que j'ai dans mon service depuis le 19 août.

QUATRIÈME MALADE

« Pendant le cours de la première semaine d'une fièvre typhoïde, ce malade, âgé de dix-huit ans environ, fut pris, sans que j'en aie pu connaître la cause, d'une diarrhée tellement abondante que ses forces furent brisées. Je le trouvai à ma consultation. Il était si faible que, lorsqu'il voulut se tenir debout, il faillit s'évanouir. Les caractères de l'état fébrile n'existaient plus, et je le reçus pensant qu'il était affecté de choléra nostras.

« Je le traitai donc comme s'il se fût agi réellement de cette maladie : je lui donnai de l'opium et un peu d'eau-de-vie. La chaleur revint, la figure reprit un aspect plus naturel ; mais la diarrhée, quoique bien diminuée, ne cessa pas, et nous vîmes peu à peu apparaître tous les caractères d'une fièvre typhoïde adynamique simple et bénigne. Bien entendu, je suspendis l'usage du laudanum et de l'eau-de-vie.

« Le retour de la réaction fut marqué par quelques désordres nerveux : insomnie, agitation subdélirante nocturne et diurne, rétention d'urine, etc. Je lui donnai le musc pendant trois jours et ces symptômes disparurent. Je n'employai plus alors que le régime.

« Le 29 août, quoiqu'il n'y eût pas d'indication particulière, je lui fis donner un verre d'eau de Sedlitz ; ce seul verre occasionna une diarrhée profuse. Il fallut revenir au laudanum de Sydenham, qui la modéra promptement. La forme de la maladie n'en fut pas changée. »

Pour si abondantes qu'aient été les évacuations dans le choléra nostras, supprimez la diarrhée et le malade est guéri. Le second cas de choléra nostras que je viens d'observer m'en a de nouveau fourni la preuve.

CINQUIÈME MALADE

« Un douanier fort robuste, exposé aux vicissitudes atmosphériques, éprouve les symptômes d'un état gastrique fébrile. Il continue de travailler et passe vingt-quatre heures à son poste. Alors, il est pris de diarrhée et de vomissements bilieux. Je le trouve dans mes salles le 18 août. Sa maladie présentait tous les caractères du choléra confirmé. Mais ce dont il se plaignait surtout, c'était des crampes aux mollets. On le frictionne vigoureusement ; il est mis à l'usage du laudanum et de l'eau-de-vie. Les évacuations cessent et l'énergie revient progressivement.

« Le troisième jour, il pouvait quitter l'hôpital. »

La faiblesse dans le choléra nostras est donc en rapport étroit avec la déperdition humorale. Que la perte cesse, et la faiblesse, qui n'est que symptomatique, cessera.

Il n'en est pas de même du choléra indien. La faiblesse, dont l'état cyanique, ou asphyxique, ou algide, est la plus haute expression, n'y est plus sous la dépendance immédiate de la diarrhée.

Cayol, en 1849, écrivait dans son *Instruction pratique* les lignes suivantes :

« Ici se présente un des faits les plus saillants de l'histoire du choléra asiatique, un fait caractéristique et qui le distingue du choléra sporadique et de tous les choléras épidémiques observés précédemment en Europe : je veux parler de ces symptômes d'asphyxie qui se manifestent dans la dernière période de la maladie. Ils paraissent bien plus en rapport avec l'affection des centres nerveux qu'avec les symptômes gastriques et intestinaux. En effet, on voit quelquefois des malades qui ne vomissent pas, qui même ont peu de diarrhée sans coliques, sans douleurs d'entrailles, et qui, au bout de quelques heures, sont pris tout à coup de crampes horriblement douloureuses dans les membres et dans les muscles du tronc, d'angoisses inexprimables et de défaillances. Ces derniers symptômes sont toujours promptement suivis de la chute du pouls, de la coloration bleue, de l'anhélation et de tout le cortège de l'asphyxie. D'autres, au contraire, avec des déjections cholériques excessives par en haut et par en bas, accompagnées de douleurs d'entrailles et renouvelées pendant plusieurs jours, n'éprouvent cependant que des crampes modérées et finissent par guérir sans avoir eu aucun symptôme d'asphyxie. »

Enfin, n'avons-nous pas tous vu des malades que nous croyions sauvés, parce que les déjections avaient cessé et que la chaleur était apparue, tomber inopinément dans le collapsus et mourir ? Récamier avait été vivement frappé de ces chutes brusques des forces avec refroidissement, qui se montrent même pendant la convalescence.

Ainsi, dans le choléra indien, la faiblesse est primitive ; elle est un effet direct de l'affection et se présente comme une des parties constituantes du mal. Sans doute, cette faiblesse est entretenue et aggravée par la perte des humeurs ; mais s'il ne s'agissait que d'une diarrhée excessive, nous n'aurions pas plus à redouter le choléra asiatique que nous ne redoutons le choléra nostras, car je ne sache pas que les évacuations intestinales soient plus abondantes dans l'un que dans l'autre.

3629 — Paris. — Imprimerie Ve Éthiou-Pérou, rue Damiette, 2 et .

A LA MÊME LIBRAIRIE

LA
THÉRAPEUTIQUE CONTEMPORAINE
MÉDICALE ET CHIRURGICALE

Journal hebdomadaire paraissant le Mercredi

M. le Docteur Victor **AUDHOUI**

Médecin des Hôpitaux

RÉDACTEUR EN CHEF

PRIX DE L'ABONNEMENT :

FRANCE : 12 fr. — UNION POSTALE : 14 fr. — ÉTRANGER : 16 fr.

La THÉRAPEUTIQUE CONTEMPORAINE est publiée par cahiers de 16 pages; et forme au bout de l'année un beau volume in-8° compacte de 832 pages.

3629. — Paris. — Imprimerie Ve Éthiou-Pérou, rue Damiette, 2 et 4.

www.ingramcontent.com/pod-product-compliance
Ingram Content Group UK Ltd.
Pitfield, Milton Keynes, MK11 3LW, UK
UKHW020406250726
13967UKWH00006B/2494